AF466712

CONTRIBUTION A L'ÉTUDE

DES

LÉSIONS RÉNALES

DÉTERMINÉES PAR

LES OBSTACLES AU COURS DE L'URINE

PAR

André CHANDELUX,

Docteur en médecine de la Faculté de Paris,
Ex-interne lauréat des hôpitaux de Lyon (prix Bonnet 1871),
Trois fois lauréat de l'École de médecine de la même ville.

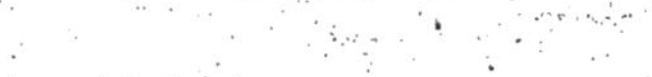

PARIS

V. ADRIEN DELAHAYE et Ce, LIBRAIRES-EDITEURS

PLACE DE L'ÉCOLE-DE-MÉDECINE.

1876

CONTRIBUTION A L'ÉTUDE

DES LÉSIONS RÉNALES

DÉTERMINÉES PAR LES OBSTACLES AU COURS DE L'URINE

CONTRIBUTION A L'ÉTUDE

DES

LÉSIONS RÉNALES

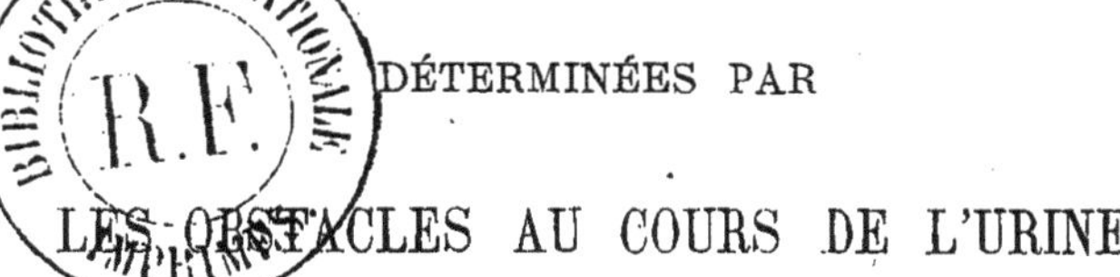

DÉTERMINÉES PAR

LES OBSTACLES AU COURS DE L'URINE

PAR

André CHANDELUX,

Docteur en médecine de la Faculté de Paris,
Ex-interne lauréat des hôpitaux de Lyon (prix Bonnet 1871),
Trois fois lauréat de l'Ecole de médecine de la même ville.

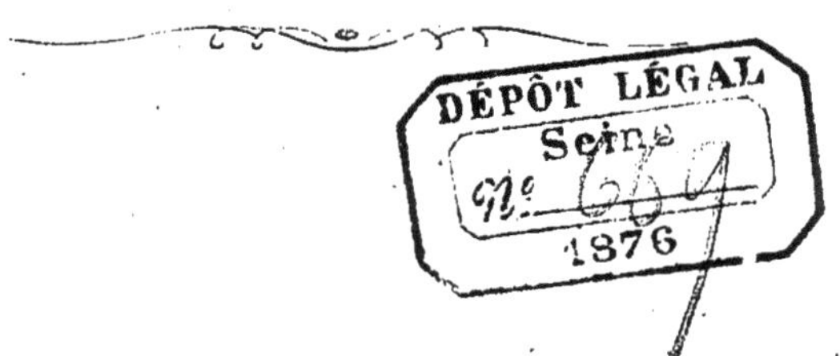

PARIS
V. ADRIEN DELAHAYE et Cᵉ, LIBRAIRES-EDITEURS
PLACE DE L'ÉCOLE-DE-MÉDECINE.

1876

CONTRIBUTION A L'ÉTUDE

DES

LÉSIONS RÉNALES

DÉTERMINÉES PAR

LES OBSTACLES AU COURS DE L'URINE

AVANT-PROPOS.

Depuis quelques années, les phénomènes fébriles que l'on observe à la suite du cathétérisme, chez les malades atteints de rétention d'urine, ont suscité de nombreuses recherches, et fourni matière à d'importants travaux.

Malgré de consciencieuses études, la question n'est pas épuisée. Les divergences que l'on constate encore au sujet de l'origine de ces phénomènes fébriles, en sont la preuve.

Loin de moi la pensée de prétendre élucider complètement ce point obscur de la genèse pathologique. Il faudra, sans doute, encore bien des années avant que les esprits soient définitivement fixés sur le processus dont il s'agit. J'ai voulu seulement, dans ce travail, faire connaître quelques observations que j'ai pu recueillir dans les hôpitaux de Lyon, et dans lesquelles les lésions rénales ont amené la mort chez des malades atteints de rétrécissements anciens de l'urèthre.

Les différents auteurs qui se sont occupés de la question, ont signalé des faits du même genre. Une seule particularité les distingue : c'est que la mort, dans ces cas, est survenue par la lésion rénale, après un cathétérisme ou tout autre opération pratiquée sur l'urèthre, tandis que dans ceux que je citerai, la lésion rénale est devenue le point de départ des accidents mortels, en dehors de toute intervention opératoire.

Nous avons donc ainsi l'évolution naturelle d'un processus, qui débute par un léger obstacle au cours de l'urine (un rétrécissement en général), qui se poursuit par des altérations graves du parenchyme rénal, et aboutit, en dernier lieu, par des troubles graduellement croissants, à une terminaison fatale.

Ni opération, ni tentatives d'aucune sorte, pouvant modifier l'affection dans ses allures, la maladie dans sa simplicité : tel est l'intérêt que m'ont paru présenter trois de ces observations. La marche du processus pourra donc être, sur elles, avantageusement étudiée, aussi bien dans son expression que dans ses résultats. Cherchant ensuite à généraliser, j'essaierai de montrer ce qu'une opération pourrait produire chez de tels malades, quels sont les dangers auxquels les expose l'action chirurgicale, et dans quelle mesure nous pouvons conjurer ces dangers.

Je ne saurais terminer cette introduction sans remercier M. Aubert, chirurgien en chef désigné de l'Antiquaille, de l'obligeance avec laquelle il a bien voulu me guider dans mes recherches, et des conseils bienveillants qu'il m'a si souvent donnés.

DIVISION DU SUJET.

Le chapitre Ier sera consacré à l'historique : les opinions des divers auteurs sur le sujet qui nous occupe y seront brièvement résumées.

Dans le chapitre II, j'aborderai l'étude des lésions rénales que déterminent les obstacles au cours de l'urine, de quelque nature qu'ils soient.

Le chapitre III est réservé à la pathogénie, au mode de production de ces altérations rénales.

Au chapitre IV, je m'occuperai des conséquences de la lésion rénale, soit au point de vue de ses dangers immédiats, soit au point de vue des conditions nouvelles qu'elle crée, et des indications opératoires qui peuvent en surgir. Dans ce même chapitre, je chercherai si le diagnostic de la lésion rénale peut être établi, et comment il peut l'être.

Le chapitre V comprendra l'énoncé des observations.

Enfin, en dernier lieu, je donnerai quelques conclusions générales et quelques règles pratiques qui me paraissent ressortir de ce travail.

CHAPITRE Ier.

HISTORIQUE.

Dès l'antiquité, on avait pressenti que les affections de la vessie et de l'urèthre, pouvaient avoir un retentissement sur les organes de sécrétion du liquide urinaire ; aussi Hippocrate a-t-il écrit que les individus qui, atteints de maladie de vessie, viennent à souffrir des reins, ne guérissent pas.

Bien d'autres auteurs, après lui, ont fait la même remarque, mais comme leurs théories plus ou moins ingénieuses, sont des vues de l'esprit auxquelles il manque la sanction anatomique, nous ne nous arrêterons ni à les exposer, ni à les discuter. Leur énumération serait fastidieuse, le profit qu'on en retirerait, nul.

Il faut arriver à 1845, pour découvrir des observateurs qui reconnaissent cette connexité pathologique entre tous les points du département urinaire, et qui en poursuivent l'étude.

B. Brodie (1) a eu, le premier, l'honneur d'appeler l'attention sur les complications qui surviennent du côté des reins dans l'hypertrophie de la prostate et sur l'importance qu'elles peuvent avoir.

Avant lui, Civiale (2) et Velpeau (3) avaient déjà parlé des accidents fébriles que l'on observe après le cathétérisme, ou les manœuvres opératoires sur l'urèthre mais ils avaient méconnu les lésions rénales. Perdrigeon, reproduisant dans sa thèse, en 1853, les idées de Velpeau à ce sujet, invoque l'introduction de l'urine dans le sang comme cause du mouvement fébrile.

On a voulu aussi rendre la douleur responsable des phénomènes fébriles. Sur ce terrain, les partisans de l'action réflexe ont eu beau jeu. Ils ont édifié d'ingénieuses théories, rendues attrayantes par la manière dont elles sont présentées, mais restant malheureuse-

(1) Brodie. Leçons sur les maladies des organes urinaires, trad. par Patron. Paris, 1845

(2) Civiale. Traité des maladies des organes génito-urinaires.

(3) Velpeau. Clinique chirurgicale, t. III.

ment dans le champ des hypothèses, c'est-à-dire dans le domaine des choses très-contestables. Parmi les auteurs qui ont appuyé cette manière de voir, nous citerons en première ligne Reybard, qui attribue tout à la douleur. Bonnet (de Lyon) invoque une sorte de réfrigération rapide, et une dépression considérable des forces, qui surviennent à la suite de toute opération sur les voies urinaires. A coup sûr, c'est bien une action réflexe à laquelle il veut faire allusion, en présentant sous cette forme sa manière de voir. Enfin Barrier et Bron (1) ont aussi fait intervenir l'élément douleur, mais, dit M. Bron, la douleur du cathétérisme ne détermine la fièvre que lorsque l'urèthre présente d'anciennes lésions organiques. Cette observation très-judicieuse, est d'accord avec les faits cliniques; quant à son interprétation pathogénique, nous la croyons erronée. La fièvre dite uréthrale ne provient pas de ce que l'ancienneté du rétrécissement imprime une intensité plus grande à la douleur, pendant le passage de la sonde; elle provient de ce fait que le rétrécissement ancien a amené des modifications profondes dans la structure anatomique du rein et dans ses conditions de fonctionnement. Dans un nouveau mémoire (2), le même auteur dit que la douleur uréthrale peut, dans quelques cas, amener une perturbation des vaso-moteurs du rein, d'où congestion de l'organe et développement de la fièvre. En cela, il se rapproche, jusqu'à un certain point, de l'idée que nous défendons.

Nous tenions à signaler cette prépondérance que quel-

(1) Bron. *Gazette médicale de Lyon*, 1858 et 1865.
(2) Bron. *Lyon médical*, 1872.

ques auteurs ont accordée à la douleur. D'après eux elle devient, par phénomène réflexe, le point de départ de tous les accidents. Nous croyons que, actuellement, cette opinion trouverait bien peu de défenseurs.

Sédillot (1) voit, dans la résorption urineuse, la source des accidents : « A mes yeux, dit-il, l'absorption de l'urine normale ou altérée est la seule et véritable origine des complications dont la gravité est en rapport avec la quantité et les propriétés plus ou moins virulentes du liquide. »

Maisonneuve, dont M. de Saint-Germain fait connaître les idées dans sa thèse inaugurale (Paris, 1861), est le champion décidé de l'intoxication urineuse. Pour lui, pas d'accidents si l'urine n'a pénétré dans le torrent circulatoire par quelque éraillure de la muqueuse uréthrale.

De son côté, Reliquet (2) regarde la résorption de l'urine comme l'exorde obligé de la scène pathologique, et il attribue à cette cause unique toutes les complications, tous les accidents qui pourront se développer.

Actuellement on tend à réagir contre cet exclusivisme. La pénétration de l'urine dans la circulation ne paraît plus la seule cause déterminante des accès de fièvre ; elle n'en est même plus la cause la plus fréquente.

Déjà M. le professeur Verneuil (*Mon. des hôp.*, 1856, 1re série, t. IV) avait publié un cas malheureux de cathétérisme, à la suite duquel survinrent des accès de

(1) Sédillot. Des accidents graves qui suivent parfois le cathétérisme et les autres opérations pratiquées sur l'urèthre. *Gazette des hôpitaux*, nov. 1861.

(2) Reliquet. Traité des opérations des voies urinaires. Paris, 1871.

fièvre répétés, puis une fièvre continue, enfin une prostration considérable et la mort. A l'autopsie on trouva des lésions très-avancées dans les deux reins, et la mort fut attribuée à la néphrite. Dans la séance de la Société de chirurgie du 9 décembre 1874, M. Verneuil, après la lecture d'un rapport de M. Paulet, au sujet d'un travail de M. Roux (de Brignoles), intitulé : Considérations pratiques sur la fièvre uréthrale, M. Verneuil, dis-je, a énoncé sa manière de voir en termes explicites, et s'est déclaré partisan absolu de la théorie de la néphrite.

M. Mauvais (Thèse de Paris, 1860) supposa également que la mort, bien souvent, était due à des altérations du côté des reins ; cependant il n'exprime son opinion que sous forme dubitative.

Les lésions des reins paraissent avoir préoccupé Philipps. Ainsi l'auteur du traité des maladies des voies urinaires, après avoir passé en revue les accès de fièvre et autres accidents, suites de la lithotritie, se dit : « comment l'introduction d'une certaine quantité d'urine dans le sang a-t-elle pu se faire ? Est-ce par absorption de l'urine toute formée, ou est-ce à la suite d'un trouble dans la sécrétion de ce liquide, trouble qui rend incomplète l'élimination des principes qui la composent. »

En 1864, parut le traité de la pierre de M. le professeur Dolbeau. Après avoir rappelé tous les accidents de ce qu'on appelle à tort fièvre uréthrale, l'auteur n'hésite pas à les mettre sur le compte d'une congestion momentanée ou persistante du rein. Si cette congestion, dit-il, se manifeste sur des organes déjà altérés, on aura une phlegmasie aiguë des reins, et l'on devra craindre toutes les conséquences qu'elle entraîne avec elle.

Les mêmes opinions se retrouvent à peu de chose près dans la thèse de M. Malherbe (Paris 1872), et les conclusions auxquelles il arrive, en faisant quelques restrictions, sont que : « la fièvre urémique paraît être toujours l'expression d'une lésion rénale passagère ou permanente, lésion qui a pour conséquence un trouble profond de la sécrétion urinaire, et, par suite, la rétention des matériaux de l'urine dans le sang. » Cette thèse, fort bien faite d'ailleurs, présente peut-être une lacune. A sa lecture on apprend, il est vrai, que le cathétérisme développe une lésion inflammatoire des reins; mais ces reins sont déjà altérés depuis longtemps et le processus chronique qui les a modifiés dans leur structure, a ainsi préparé le terrain pour l'éclosion des phénomènes phlegmasiques. C'est cette altération antérieure dont il n'est peut-être pas assez tenu compte, et sur laquelle j'aurai à insister.

Plus récemment M. Girard (Thèse de Paris 1873) a admis que la fièvre provenait soit d'intoxication urineuse, soit de lésions rénales, suivant les cas. A l'appui de son opinion, il cite un grand nombre d'observations très-concluantes. Les deux formes principales qui, d'après lui, traduisent la fièvre uréthrale des auteurs, peuvent se combiner entre elles et donner lieu à une forme mixte.

Quelques mois plus tard, M. Lapeyronie (thèse de Paris 1873) s'attache à l'étude des lésions rénales que l'on observe à la suite du cathétérisme. En même temps il fait remarquer que la fièvre uréthrale peut être déterminée non seulement par des altérations des reins, mais aussi par l'intoxication urineuse, l'infiltration d'urine, etc.

MM. Gosselin et Robin ont présenté à l'Académie des sciences, le 5 janvier 1874, une note sur les dangers des urines ammoniacales. D'expériences faites sur les animaux, il résulte que les urines ammoniacales, injectées dans le tissu cellulaire, déterminent des accidents fébriles tout à fait analogues à ceux de la fièvre uréthro-vésicale. L'urine normale acide, au contraire, ne produit rien. Donc, d'après ces auteurs, ce serait le carbonate d'ammoniaque qui provoquerait les accidents. Pour les éviter, disent-ils, il suffirait d'administrer l'acide benzoïque qui se transformant dans l'économie en acide hippurique, neutraliserait d'abord l'urine, puis l'acidifierait bientôt.

Un dernier travail a été publié sur ce sujet : c'est celui de M. Zambianchi (thèse de Paris 1875). Dire que l'auteur a été élève de M. Guyon, c'est dire qu'il a bien observé; aussi sa thèse renferme-t-elle plus d'un utile enseignement. Ce qui le frappe surtout, ce sont les suppurations des reins chez les individus atteints d'hypertrophie de la prostate. Un malade de cette catégorie est sondé : de violents frissons se déclarent, et la mort arrive dans le collapsus au bout de quelques jours ; — à l'autopsie, abcès des reins et traces de lésions plus ou moins anciennes. Telle est en substance sa manière de voir. Dans l'hypertrophie de la prostate, dit-il, la mort arrive par les reins, abstraction faite, bien entendu, des maladies intercurrentes, ou des complications qui peuvent se présenter.

Pour résumer, en quelques mots, les opinions des différents auteurs que nous avons cités, nous voyons que les accidents décrits sous le nom de fièvre uréthrale, fièvre urineuse, ont été mis sous la dépendance de trois causes principales :

1° La douleur, agissant d'une manière réflexe et amenant le frisson, la fièvre, les troubles vasculaires des reins et de la vessie. (Reybard, Bonnet, Bron).

2° La pénétration dans le sang des éléments de l'urine : intoxication urineuse proprement dite. (Civiale, Velpeau, Maisonneuve, Sédillot, Gosselin, Reliquet.)

3° Les altérations des reins : néphrite interstitielle et parenchymateuse, néphrite suppurée. (Verneuil, Guyon, Dolbeau, Malherbe, Girard, Lapeyronie, Zambianchi).

Nous tâcherons d'établir dans les pages qui suivent, dans quelles mesures et avec quelle fréquence ces diverses causes peuvent intervenir.

CHAPITRE II.

LÉSIONS RÉNALES DÉTERMINÉES PAR LES OBSTACLES AU COURS DE L'URINE.

Nous posons comme principe que tout obstacle au cours de l'urine, de quelque nature qu'il soit, entraîne, au bout d'un certain temps, des modifications profondes dans les organes d'excrétion et de sécrétion de l'urine. Vessies, uretères, reins, se trouvent par le fait de la rétention plus ou moins complète de l'urine, dans de nouvelles conditions, et cet état anormal ne tarde pas à entraîner avec lui les altérations que nous allons décrire.

Et comme toute modification dans la structure d'un organe, doit s'accompagner d'un trouble de la fonction.

nous verrons que, dans un grand nombre de cas, l'urine prendra des caractères pathologiques nettement accusés. Même si ces caractères (albuminurie) sont difficiles à constater, le pouvoir dépurateur du rein n'en sera pas moins singulièrement affaibli ; la rétention dans l'organisme de produits excrémentitiels aura lieu, et l'économie tout entière, imprégnée de ce véritable poison, ne pourra rester que péniblement dans un état d'équilibre que la moindre cause peut compromettre.

Lorsqu'on examine les reins d'individus atteints depuis longtemps de rétention d'urine, on est frappé tout d'abord de la dilatation des calices. C'est en effet le premier résultat que produit la pression excentrique du liquide. Mais là ne se borne point son action. Après les calices, les canalicules et jusqu'aux ramifications les plus ténues de l'arbre urinaire subiront à leur tour la dilatation. Il est évident que cette dilatation ne peut s'effectuer, sans que le parenchyme rénal se trouve comprimé, et alors interviendront des inflammations chroniques, dont le terme sera l'atrophie du rein, ou bien sa suppuration, si un état aigu vient s'enter sur l'état chronique.

Nous nous contenterons d'étudier les altérations chroniques. Quant à l'inflammation aiguë qui se manifeste sur des reins déjà malades, à la suite d'un cathétérisme ou autre tentative sur l'urèthre, nous en signalerons le mode de production et la gravité, sans nous arrêter à ses caractères anatomo-pathologiques.

Les lésions chroniques que l'on observe sur les reins sont : la néphrite interstitielle, la néphrite parenchymateuse, les kystes. Comme lésions aiguës, les abcès des reins, ou bien l'invasion d'une phlegmasie aiguë sans suppuration doivent être cités. Ne perdons point de vue que ces manifestations morbides se révèlent sur des organes déjà malades depuis longtemps.

Les calculeux, les goutteux, dont les urines sont très-chargées en acide urique et en urates, ont presque toujours des complications rénales. C'est un fait bien connu, sur lequel ni l'hésitation, ni l'incertitude ne sont permises. Les traités spéciaux décrivant ces affections fourmillent de faits de cette nature. Garrod (1) n'a rencontré qu'une fois le rein d'un goutteux indemne de toute inflammation interstitielle. Il ne saurait entrer dans le plan de mon sujet de parler de ces altérations. Bien qu'elles soient, on peut le dire, anatomiquement identiques à celles déterminées par les obstacles à la miction, cependant la cause dont elles dérivent, agit d'une manière trop différente (irritation directe du parenchyme rénal par les petits cristaux d'urates), pour qu'elles puissent trouver place ici.

En consultant les différents traités de maladies des reins, on voit que les auteurs n'ont pas négligé d'indiquer, comme causes de lésions rénales, les obstacles au cours de l'urine. Rayer (2) dit qu'il n'est pas douteux qu'un grand nombre de sujets, ayant souffert longtemps de maladies des voies urinaires, ne portent une atrophie rénale plus ou moins prononcée.

A propos des rétrécissements, sir Henry Thompson (3) a soin de faire ressortir, en quelques mots, le retentissement qu'ils peuvent avoir sur le rein, et la désorganisation rénale dont ils sont parfois le point de départ.

(1) Garrod. La goutte, sa nature, son traitement. Traduction. Paris, 1867.

(2) Rayer. Maladies des reins. Paris, 1840.

(3) Thompson. Traité pratique des maladies des voies urinaires. Traduction. Paris, 1874.

Siegmund Rosenstein (1) et M. Lécorché (2) ont également indiqué les conséquences que peuvent avoir sur les reins les difficultés que rencontre chez un malade l'émission de l'urine.

En s'en tenant au fait brutal, on voit, d'après ces citations, que les auteurs ont bien reconnu une relation de cause à effet, entre l'expulsion incomplète ou difficile de l'urine et les lésions du rein. Mais sur l'interprétation des phénomènes morbides ils restent muets; ils le constatent en quelques mots, ne cherchent point à l'expliquer, et c'est tout. Nous essayerons précisément de rattacher l'effet à la cause, de montrer le lien qui les unit, de dérouler, en un mot, cette chaîne pathologique dont le dernier anneau est la lésion rénale, l'urémie et la mort.

Nous allons d'abord étudier les caractères anatomiques de la néphrite interstitielle chronique, de la néphrite parenchymateuse chronique et des kystes du rein.

Néphrite interstitielle chronique. — C'est celle des lésions rénales qui se rencontre le plus fréquemment. On pourrait presque dire qu'elle existe toujours, à un degré plus ou moins avancé, lorsque depuis longtemps l'urine n'est évacuée que difficilement et avec efforts. Elle peut se rencontrer ou bien isolée, ou bien, au contraire unie à un certain degré de néphrite parenchymateuse chronique. Avec elle coexistent aussi quelquefois des kystes des reins.

Elle consiste essentiellement en une phlegmasie produisant l'hyperplasie du tissu connectif intercanaliculaire. Ce tissu connectif de nouvelle formation, doué

(1) Rosenstein. Traité pratique des maladies des reins. Traduction. Paris, 1874.

(2) Lécorché. Traité des maladies des reins. Paris, 187[illegible]

comme le tissu inodulaire, de propriétés rétractiles puissantes, se condensera peu à peu et, par la suite, réduira considérablement le volume du rein. Il s'ensuit que après un certain temps le rein sera atrophié. En même temps, les calices, les tubes urinifères auront leur calibre très-agrandi en raison de la pression excentrique du liquide urinaire. Double cause, par conséquent, qui agit à la fois pour restreindre davantage encore le territoire de la sécrétion.

La surface du rein est ordinairement à peu près lisse; cependant on l'a vue aussi parsemée de petites inégalités (rein granulé), ou bien parcourue par des sillons qui divisent la glande rénale en plusieurs portions (rein lobulé),

La capsule du rein, épaissie, est plus ou moins adhérente. On trouve parfois de petits kystes au niveau de la substance corticale de l'organe. Ces kystes sont dus à une accumulation d'un liquide trausparent, jaunâtre dans un canalicule urinaire oblitéré.

Le tissu connectif hyperplasié a une vitalité assez obscure ; aussi son existence ne peut être de longue durée. Après un temps variable il subit tantôt la caséïfication, tantôt plus habituellement, la dégénérescence graisseuse. Qu'une cause subite vienne donner un coup de fouet au processus, et réveiller brusquement la phlegmasie, nous ne tarderons pas à voir la suppuration envahir ce tissu et se collecter en foyer. C'est là le mode de formation des abcès des reins qui se manifestent si fréquemment après le cathétérisme, l'uréthrotomie, etc.

Nous avons déjà dit que la néphrite parenchymateuse vient souvent compliquer la néphrite interstitielle.

Néphrite parenchymateuse chronique. — Comme la précédente, elle peut se rencontrer isolée, mais c'est un cas exceptionnel. Plus habituellement, elle s'accompagne de néphrite interstitielle. Les reins sur lesquels le processus a suivi son évolution ont souvent le même aspect que dans le véritable mal de Bright. Ils sont atrophiés et présentent à leur surface des granulations (reins granuleux). A la coupe, on voit que la substance corticale a en grande partie disparu; la substance médullaire elle-même est plus ou moins altérée; elle offre une coloration blanchâtre et l'on trouve des points en dégénérescence graisseuse plus ou moins avancée. La capsule, notablement épaissie, est presque toujours très-adhérente.

Ces diverses lésions sont sous la dépendance d'un état phlegmasique, lequel détermine d'abord l'hyperémie, puis l'hyperplasie de l'épithélium des canalicules. Avec le temps, les cellules épithéliales deviennent granuleuses, puis graisseuses, et l'on peut rencontrer alors dans l'urine des cylindres granuleux, granulo-graisseux ou colloïdes. Une fois la désorganisation arrivée à ce degré, les canalicules sont peu à peu détruits, le parenchyme rénal s'affaisse, et la période d'atrophie commence.

Cette néphrite parenchymateuse, poursuivant son cours, amène à la longue des désordres de plus en plus considérables, et le malade peut mourir d'urémie tout comme dans le mal de Bright ordinaire (observ. II et IV).

Si une cause accidentelle, le cathétérisme, par exemple, ravive l'inflammation rénale, l'urémie est d'autant plus à craindre, car cette inflammation entrave davantage encore la fonction d'un rein qui, altéré depuis longtemps, a déjà tant de difficulté à suffire à sa peine.

Kystes du rein. — Sont fréquents. On les trouve très-souvent à l'état isolé, sans que le parenchyme rénal ait subi dans le voisinage de notables modifications. Dans ce cas, ils offrent peu d'inconvénients, et leur existence sur le vivant ne peut d'aucune façon être appréciée. Presque toujours, ils se développent par suite de l'oblitération d'un canalicule urinaire, et de la distension graduelle, par un liquide jaunâtre, transparent de la portion de canalicule ainsi isolée. D'autres fois, mais rarement leur point de départ est dans un abcès du rein, dont le contenu se résorbe peu à peu pour être remplacé par le liquide kystique.

Quelle que soit son origine, le kyste peut disparaître. Dans ce cas, après résorption du contenu à la suite d'inflammation légère, par exemple, les parois s'épaississent, se rétractent, subissent la transformation fibreuse, et l'on ne trouve ultérieurement sur le rein au point occupé par la poche liquide, qu'une petite dépression avec condensation du tissu connectif.

Là se bornent les indications sommaires que nous voulions donner sur la nature des lésions rénales. Pour nous, deux d'entre elles seront particulièrement intéressantes : la néphrite interstitielle et la néphrite parenchymateuse. Ce sont elles qui créeront les dangers; ce sont elles qui, ravivées par le cathétérisme, donneront lieu à ces symptômes que quelques auteurs décrivent encore comme relevant exclusivement de l'intoxication urineuse.

CHAPITRE III.

MODE DE PRODUCTION DES LÉSIONS RÉNALES.

Deux causes peuvent agir pour déterminer l'altération des reins : 1° l'alcalinité de l'urine ; 2° l'augmentation de pression éprouvée par le rein, à la suite de la rétention de l'urine dans la vessie.

De ces deux causes, la dernière paraît la plus efficace, la plus constante. Nous y reviendrons dans un instant.

I. — **Alcalinité de l'urine.** L'alcalinité de l'urine peut être primitive ou secondaire. Primitive, lorsqu'elle existe au moment même où l'urine sort du filtre rénal (*alcalinité vraie*). Secondaire, lorsque la transformation alcaline s'est effectuée par suite de la stagnation du liquide dans le réservoir urinaire. C'est ce qu'on appelle *l'alcalescence*. Cette dernière seule est intéressante pour nous. Voyons quelles conditions l'engendrent.

Trois opinions principales ont cours dans la science à ce sujet :

1° MM. Pasteur et Van Tiéghem comparent le phénomène à une véritable fermentation due à l'action d'un ferment spécial de la famille des torulacées, ferment apporté du dehors par la sonde, par exemple. MM. Traube et Klebs croient qu'il s'agit de vibrions venus également du dehors. Klebs pense même que les abcès du rein sont produits par l'action directe des vibrions sur le tissu rénal. Il prétend que les vibrions parviennent jusque dans les tubuli, traversent leurs parois, pénètrent dans le tissu interstitiel et constituent le noyau inflammatoire. Cette théorie mérite d'être prise en considération, mais elle appelle de nouvelles recherches. Elle ne saura être définitivement acceptée que lorsque de nouveaux faits en auront complété la démonstration.

2° Selon Liebig, ce sont les matières albuminoïdes du mucus, du pus et du sang qui opèrent la transformation de l'urée. Ces matières qui se décomposent assez facilement, entraînent ensuite l'urée dans leur mouvement de décomposition.

3° MM. Verneuil et Gubler font jouer un rôle aux éléments figurés que l'on trouve dans le liquide urinaire. Les leucocytes, globules rouges, cellules épithéliales, conserveraient un degré de vitalité suffisant pour leur permettre de remplir le rôle de ferments.

Il est probable que ces diverses causes peuvent, suivant les circonstances, aboutir au même résultat : l'alcalinité de l'urine; mais en même temps, il faut toujours une autre condition : la stagnation du liquide urinaire dans son réservoir. Ainsi, l'on voit des urines acides au moment d'un premier cathétérisme, passer au bout de quelques jours à l'alcalinité, si l'on est obligé de continuer à sonder le malade. D'autre part, des individus pouvant difficilement vider leur vessie, mais n'ayant cependant jamais été sondés, ont des urines à réaction alcaline. On est donc bien obligé dans ce dernier cas, d'admettre que la décomposition a été provoquée par les éléments figurés ou par le mucus que renferme l'urine.

Quoi qu'il en soit, nous avons une urine alcaline. Modifié dans sa composition chimique, il n'est pas étonnant qu'un liquide de cette nature agisse sur les tissus à la façon d'un corps irritant. C'est en effet ce que l'on observe, et chacun sait que la vessie, sous cette influence, subit les altérations de l'inflammation chronique et présente des arborisations vasculaires, très-accusées dans quelques cas, en même temps que son épithélium, plus ou moins dégénéré, se desquame avec une grande facilité. La même action se faisant sentir sur les canalicules du rein, on comprend facilement que, à la longue, l'épithélium rénal puisse à son tour subir les effets de ce contact irritant et devenir granuleux, granulo-graisseux, puis se détacher sous forme de cylindres. Dès ce moment, l'affection rénale a pris naissance.

Nous admettrons donc que l'alcalinité de l'urine peut, à la rigueur, être le point de départ de la phlegmasie chronique du rein.

Or, un rétrécissement ou tout autre obstacle au cours de l'urine produit un certain degré de stagnation du liquide urinaire, propre à favoriser la décomposition alcaline; d'où premier danger pour le rein. Mais de plus, le rétrécissement par lui-même a sur le rein une action désorganisatrice bien autrement efficace, ains que nous le verrons tout à l'heure.

S'il est vrai que l'alcalinité de l'urine peut déterminer l'éclosion de la néphrite chronique, nous devons reconnaître que cette cause seule nous paraît être, la plupart du temps, insuffisante. Combien de malades l'on a occasion d'observer dans les hôpitaux, qui, atteints de fracture ancienne de la colonne vertébrale, avec paralysie des membres inférieurs et de la vessie, sont sondés chaque jour, offrent des urines très-ammonicales, et ne présentent cependant à l'autopsie aucune modification de structure des reins ! De même chez les femmes, si la rétention d'urine existe, comme cette rétention est due presque toujours à une paralysie vésicale et non à un rétrécissement, il arrive que chez elles on ne découvre pas non plus de lésions rénales. Qu'un autre malade au contraire, porteur de rétrécissement de l'urèthre, ait des urines alcalines, nous trouvons un rein plus ou moins désorganisé. Ces faits nous portent à admettre que l'alcalinité de l'urine suffit rarement, lorsqu'elle agit seule, pour déterminer la lésion rénale. Par contre, la rétention d'urine, entraînant la dilatation des uretères, des calices, des canalicules, est le facteur principal de l'altération du rein, et dans bien des cas même, c'est le seul qui intervienne, ainsi que le prouvent les lésions rénales chez des rétrécis dont les urines ont conservé leur acidité.

La néphrite amenée par l'alcalinité de l'urine seule peut être qualifiée de *néphrite irritative*, tandis que le nom de *néphrite mécanique* sera réservé à celle dont l'accroissement de pression supportée par le rein est la cause productrice.

Lorsque les deux causes : alcalinité de l'urine, augmentation de pression dans les voies urinaires, s'ajoutent, l'altération du rein est d'autant plus prompte et d'autant plus profonde ; la chose est facile à comprendre.

Il faut donc tenir compte de l'alcalinité de l'urine au sujet des complications rénales. Mais elle a une importance bien autrement grande à propos de l'intoxication urineuse proprement dite. Car nous devons le dire ici : les accidents fébriles, à la suite du cathétérisme, sont, il est vrai, dans la grande majorité des cas le symptôme d'une complication rénale, mais peuvent néanmoins être parfois produits simplement par l'intoxication urineuse, c'est-à-dire par la pénétration de l'urine dans la circulation. En effet, il est acquis expérimentalement qu'une urine alcaline, une urine en décomposition est bien plus délétère pour l'organisme et développe des accidents bien plus graves, qu'une urine acide. Cependant cette dernière urine n'est pas non plus tout à fait innocente, et dernièrement encore j'ai eu occasion de voir dans un service de chirurgie, un malade ayant une paralysie de la vessie, consécutive à une fracture de la colonne vertébrale, et ne pouvant être sondé sans avoir chaque fois un léger accès de fièvre. Or, chez lui, les urines étaient acides. Il est vrai qu'elles contenaient une assez grande quantité de muco-pus ; peut-être ce muco-pus a-t-il joué un rôle dans la production de la fièvre.

Les faits démontrent que, après le cathétérisme, la fièvre est quelquefois symptomatique de cette intoxication urineuse. Ainsi l'on a vu des malades, à urines alcalines, qui succombaient après le cathétérisme à la fièvre urèthro-vésicale ; à l'autopsie on trouvait dans l'urèthre une petite érosion produite par la sonde, mais les reins étaient absolument sains. La résorption urineuse avait donc bien, dans ces cas, été cause des accidents. Par conséquent, il est incontestable que la résorption urineuse peut amener des symptômes très-graves. fièvre, collapsus, mort. Nous le reconnaissons, mais en même temps nous soutenons que ces accidents sont, bien plus fréquemment, sous la dépendance d'une lésion rénale.

Revenons maintenant à la deuxième cause de production des altérations des reins.

II. **Augmentation de la pression supportée par le rein.** — Il s'agit, nous l'avons dit, de l'augmentation de pression qui se fait sentir dans tous les points de l'arbre urinaire.

Un obstacle se trouve sur le passage de l'urine : le malade, pour le franchir, fait des efforts souvent considérables, et parvient, à ce prix, à vider sa vessie. Mais le liquide, poussé avec force vers l'obstacle qui obstrue le passage, agit par pression excentrique sur la vessie, et amène, avec le temps, la dilatation de ce réservoir, dont les parois subissent en même temps une hypertrophie. La même dilatation envahit peu à peu les uretères. Le mode d'abouchement de ces conduits dans la vessie s'oppose il est vrai, au début, à une telle action ; mais comme la vessie se vide incomplètement, l'urine venue du rein s'accumule dans les uretères, distend leurs orifices d'abouchement, efface l'obliquité de leur trajet, et, à partir de ce moment, à chaque effort d'expulsion de l'urine, l'augmentation temporaire de pression peut se transmettre jusque dans le rein. Alors la dilatation va envahir les canalicules urinaires, comprimer la substance propre du rein, et ouvrir la scène de la désorganisation rénale.

A défaut de notions très-précises sur l'intimité du processus qui amène l'altération de l'épithélium, par augmentation de la pression, on s'explique fort bien, que les cellules épithéliales aient de la tendance à dégénérer, puisqu'elles ne sont plus dans leurs conditions normales de vitalité. Ce raisonnement est fait un peu *a priori*, j'en conviens ; cependant il s'appuie, en quelque sorte, sur une véritable loi de la nature, d'après laquelle les nouvelles conditions de fonctionnement amènent des changements d'états des organes. D'ailleurs nous pouvons invoquer l'analogie, pour tâcher d'en tirer des preuves.

Manifestement, la rétention d'urine détermine une augmentation dans la tension vasculaire du rein, une plus forte pression devenant nécessaire pour faire sortir l'urine du filtre rénal. Or, on sait d'après Munk, que, en liant la veine rénale, on augmente la tension artérielle dans le rein, et que l'albumine apparaît dans les urines. Robinson a obtenu les mêmes résultats, et Hermann ainsi qu'Overbeck y sont également arrivés, en liant l'aorte au-dessous des artères rénales. De même, pendant la grossesse, l'albuminurie qui se développe assez souvent, est intimement liée à l'accroissement de la tension artérielle dans le rein, par suite de la pléthore générale, et aussi par la compression des vaisseaux du petit bassin. Dans tous ces cas, par conséquent, c'est l'augmentation de la pression sanguine dans le rein, qui provoque l'albuminurie.

Albuminurie suppose nécessairement, dit M. Lécorché, une desquamation épithéliale des canalicules. Si les causes qui la produisent, agissent pendant un temps suffisant, l'affection devient incurable. et le mal de Bright est créé.

Pourquoi ne nous serait-il pas permis d'assimiler l'état circulatoire du rein, dans les rétentions d'urine avec dilatation des calices, à celui que détermine la ligature de la veine rénale, ou celle de l'aorte au-dessous des artères du rein ? Dans l'un et l'autre cas on a augmentation de la tension vasculaire, et puisque dans le second l'albuminurie en est la conséquence, pourquoi n'en serait-il pas de même dans le premier. Cette conclusion nous paraît toute naturelle. C'est à elle que nous nous rattachons, et cela d'autant mieux, qu'il ne nous est jamais arrivé de rencontrer chez des rétrécis des reins altérés, sans trouvons en même temps une dilatation considérable des uretères et des bassinets.

Pour nous résumer, nous dirons :

1° La néphrite que l'on voit, lorsqu'il existe des obstacles au cours de l'urine, est presque toujours déterminée par l'effet mécanique de compression qu'exerce l'urine sur le rein.

2° Bien rarement, l'alcalinité de l'urine est seule en cause dans le développement de la maladie,

CHAPITRE IV.

CONSÉQUENCES DE LA LÉSION RÉNALE. — SON DIAGNOSTIC

Il faut considérer les conséquences d'un tel état du rein : 1° hors de l'intervention opératoire, 2° après l'intervention opératoire.

1° Lorsqu'un malade, porteur de rétrécissement qui se complique de lésions rénales, est abandonné à lui-même, la mort, on peut le dire, doit fatalement arriver. Cette mort, le plus ordinairement, est causée par l'urémie. Ainsi dans nos observations, l'un des malades (observ. IV) est mort d'urémie à forme dyspnéique; un autre (observ. II), d'urémie à forme comateuse. Toutes les complications que l'on observe dans la maladie de Brigth, peuvent d'ailleurs amener l'issue fatale. Le malade de l'observ. III en est un exemple, puisque c'est l'œdème pulmonaire qui l'a conduit au tombeau. Enfin le malade de l'observ. I, qui a quitté l'hôpital in extremis, a présenté de la congestion pulmonaire, de petits points pneumoniques et un délire léger. Ce sont les phénomènes pathologiques du côté des poumons, qui chez lui dominaient la scène et ont dû, à bref délai, le faire succomber.

Lorsque les urines sont alcalines, on observe quelquefois, pendant le cours de l'affection, une fièvre modérée, entretenue par l'absorption de l'urine altérée. C'est la muqueuse vésicale, qui, dans ce cas, est le siége de l'absorption ; car cette muqueuse altérée, ainsi que l'ont démontré MM. Küss et Susini, et après eux M. Alling (1) est parfaitement capable d'absorber, bien différente en cela de la muqueuse saine qui, elle, n'absorbe pas. Cette fièvre épuise le malade et le met dans de déplorables conditions de résistance vitale. Mais ce n'est pas elle qui est la cause vraie de la mort, lorsque, en même temps, existent des complications rénales. Dans ce cas, la mort a lieu encore par urémie, ou par l'une des complications qui se voient dans la maladie de Bright. Telle est l'évolution naturelle de la maladie, quand rien ne vient troubler sa marche.

2° Si, chez un individu ayant des complications rénales, à le suite d'un rétrécissement, d'une hypertrophie de la prostate, etc., on vient à intervenir, il faut craindre de voir la néphrite latente prendre un degré d'acuité, il faut redouter qu'une inflammation aiguë se greffe sur l'inflammation chronique, que la fièvre se développe,

(1) Alling. Absorption par la muqueuse uréthro-vésicale. Thèse Paris, 1871.

et que le malade soit emporté en quelques jours, par le fait de l'urémie, ou d'une suppuration rénale.

On a invoqué trois causes différentes pour expliquer le développement de la néphrite aiguë après une intervention opératoire sur l'urèthre.

Les uns pensent qu'il y a une véritable propagation jusqu'aux reins de l'inflammation que provoque nécessairement le passage des instruments dans l'urèthre : *néphrite par propagation inflammatoire.*

D'autres font intervenir l'action réflexe. La sensibilité de la muqueuse uréthrale, mise en jeu par le contact de la sonde, par exemple, réagit sur les vaso-moteurs du rein et détermine la congestion d'abord, la néphrite ensuite : *néphrite par action réflexe.*

Enfin la dernière opinion est celle qui attribue les phénomènes phlegmasiques au brusque changement de la pression que supportait le rein. Leroy d'Etiolles, dans une note adressée à l'Académie de Médecine en 1856, avait déjà fait ressortir toute l'importance de cette cause : « l'urine refluant tient les organes dans un état de macération anormale, qui finit par déterminer l'inflammation. La déplétion subite de la vessie, des uretères, des bassinets, des calices, que détermine le cathétérisme, produit dans ces cavités l'effet d'un vide, d'une ventouse, d'où résulte l'hyperémie, l'inflammation, l'apoplexie rénale. » Depuis cette époque, d'autres auteurs ont signalé ce mode de développement de la néphrite, mais aucun n'a, il nous semble, suffisamment insisté sur lui. Si nous nous exprimons ainsi, c'est que la diminution subite de pression dans la vessie et les reins, nous paraît être de beaucoup la source la plus ordinaire de tous les accidents. Ce rein qui fonctionnait sous une pression déterminée, est tout à coup déchargé d'une partie de la résistance que lui opposait l'urine accumulée dans les calices et les canalicules. Immédiatement une congestion va avoir lieu, l'effet de la ventouse, ainsi que le disait Leroy d'Etiolles, se produit et la néphrite se manifeste. Le nom de *néphrite ex vacuo*, qui rappelle son origine, la caractérise parfaitement. Nous verrons tout à l'heure, quelles indications on peut tirer pour le traitement, de ce mode de production de la néphrite.

Quant à l'introduction des germes, dont nous avons déjà parlé, à propos de la théorie de Klebs, il convient de la redouter, à cause de la transformation alcaline de l'urine, mais l'intervention directe de ces germes sur le tissu rénal, pour en déterminer une inflammation immédiate, n'est pour le moment du moins, nullement démontrée.

Diagnostic. — Thompson écrit, dans son traité, que l'état actuel de nos connaissances ne nous permet pas de reconnaître le degré de dilatation mécanique des reins. Nous ne possédons, dit-il, aucun signe capable de nous faire arriver à cette appréciation. Ce jugement porté par un homme de la valeur de Thompson a certainement une importance considérable ; nos observations cependant tendraient à y apporter quelques restrictions.

Laissons de côté les phénomènes subjectifs, tels que la douleur lombaire, par exemple. Pour ceux-là, nous sommes d'accord ; ils sont inconstants, infidèles, et ne permettent en aucune façon d'apprécier l'état du rein.

Mais le diagnostic peut être étayé sur d'autres bases.

En premier lieu, la connaissance exacte de l'époque à laquelle le malade a commencé à uriner avec difficulté est une notion extrêmement utile. Plus la difficulté de la miction est ancienne, plus les altérations des reins sont probables. D'après les cas qu'il nous a été donné de voir, nous croyons que après 4 ou 5 ans, les reins sont toujours altérés, souvent même beaucoup plus tôt. On doit tenir compte aussi du degré de rétrécissement : il est évident que la rapidité du développement de la complication rénale, est en raison directe du degré d'étroitesse de la sticture. Ces renseignements donnent de fortes présomptions en faveur d'une modification dans la structure des reins; ils n'en sont, néan moins, nullement caractéristiques, nous devons le reconnaître.

Mais l'examen du liquide urinaire va nous éclairer dans un certain nombre de cas, et la présence de l'albumine deviendra un critérium infaillible de l'état anormal des reins.

Thompson, qui n'opère jamais un calculeux sans avoir analysé les urines dit que fréquemment l'albumine manque, alors même que les reins sont altérés. Nous ne voulons pas prétendre que l'albumine doive se rencontrer dans tous les cas, nous dirons seulement : dans un grand nombre. Mais cette recherche de l'albumine doit être faite avec beaucoup de soin et en prenant de minutieuses précautions, car souvent elle existe en très-faible quantité. Peut être, est-ce pour avoir négligé ces précautions, qu'on ne l'a pas rencontrée plus souvent. Nous pensons donc qu'il est bon d'indiquer ici la marche à suivre pour la recherche exacte de cette albumine.

Recherche de l'albumine. — L'urine peut renfermer de l'albumine en dissolution (albuminurie vraie); ou bien cette albumine lui est fournie par le pus, le sang, la graisse, le sperme, qu'elle contient (albuminurie fausse). Il importe donc tout d'abord de laisser reposer l'urine pendant un certain temps afin d'isoler, par décantation, ces derniers éléments, qui induiraient en erreur sur la nature véritable de l'albumine. Puis, comme la proportion d'albumine est quelquefois assez faible, il convient, si les premiers essais ont été négatifs, de concentrer la partie décantée du liquide, et de la soumettre de nouveau aux réactifs.

Les réactifs de l'albumine que l'on emploie ordinairement sont la chaleur et l'acide azotique. Ces réactifs doivent être employés simultanément, et non point isolément, car leurs indications dans ce cas pourraient être fausses. Supposons une urine alcaline renfermant de l'albumine. Cette alcalinité peut être primitive ou secondaire, c'est-à-dire que l'urine, acide au moment où on la chauffe, devient alcaline parce que la chaleur expulse l'acide carbonique qu'elle tient en dissolution. Eh bien, avec une urine alcaline, que l'alcalinité soit primitive ou secondaire, peu importe, la chaleur ne donnera pas de précipité albumineux. A de telles urines, il faut ajouter un peu d'acide azotique jusqu'à réaction acide du liquide, pour que la chaleur produise la coagulation de l'albumine. On ajoute l'acide azotique après avoir déjà chauffé l'urine; si on le verse plus tôt, on s'expose à faire subir à l'albumine une transformation (nitrate d'albumine), qui la rend incoagulable par la chaleur, ou bien, on peut mettre en liberté de l'acide phosphorique qui dissout l'albumine. En employant la chaleur seule, il peut encore arriver que l'acide carbonique se dégageant, il se dépose des phosphates que l'on serait tenté de prendre pour de l'albumine. Dans ce cas quelques gouttes d'acide nitrique suffiront pour dissiper le dépôt.

L'acide nitrique seul peut aussi donner lieu à des erreurs, en produisant un dépôt dans des urines qui ne renferment que des urates en excès. Pour éviter l'erreur, il suffit de chauffer le liquide : s'il s'agit d'urates, le nuage disparaît. Ajoutons que l'acide nitrique en excès peut faire disparaître le précipité albumineux.

En résumé, voici la marche à suivre : laisser reposer l'urine et la décanter, ou bien filtrer. Sur la portion d'urine ainsi séparée des globules de pus, du mucus etc., essayer la réaction au papier de tournesol, après avoir chauffé légèrement. Si la réaction est alcaline, ajouter quelques gouttes d'acide azotique jusqu'à ce que le papier de tournesol vire au rouge; alors chauffer plus fortement, s'il y a de l'albumine on voit bientôt apparaître le nuage.

On peut aussi pour simplifier, verser dans l'urine filtrée quelques gouttes d'acide azotique. S'il se forme un précipité que la chaleur ne fait point disparaître, c'est de l'albumine; si au contraire il se redissout, l'urine ne contenait que des urates en excès.

On voit donc qu'il faut toujours, dans les essais d'urine, combiner l'emploi de la chaleur et de l'acide azotique.

En recherchant l'albumine, nous avons apprécié en même temps si l'urine était alcaline, ou non. Cette notion est utile à avoir, puisque nous savons que, dans quelques circonstances, l'état alcalin suffit pour provoquer la néphrite.

Enfin, à l'aide du thermomètre il faut toujours, même lorsque le malade paraît être dans l'apyrexie, apprécier sa température. Parfois, on trouve qu'il a de la fièvre, et cette fièvre, qui tient à la résorption d'une urine altérée, par la muqueuse vésicale, indique qu'il faut prendre de grandes précautions, à l'égard d'un tel malade. Sa constitution, déjà profondément atteinte, n'offre en effet que peu de résistance, et il suffit d'une exacerbation légère des phénomènes fébriles, pour aggraver considérablement son état.

Comme signes de probabilité de la néphrite chronique, nous avons : l'ancienneté de la dysurie, l'étroitesse de la stricture, et, à un moindre degré, l'alcalinité de l'urine. Comme signes de certitude : la présence de l'albumine, ou bien des cylindres granulo-graisseux ou colloïdes, dans l'urine. Enfin l'existence de la fièvre commande la plus grande prudence dans les opérations ou les tentatives qui seront pratiquées sur le malade.

De ce qu'un malade, porteur d'un rétrécissement, par exemple, est arrivé à la période où les reins sont altérés, s'ensuit-il qu'il ne faille pas intervenir? Non, bien évidemment, car si l'altération rénale est connue, le degré de cette altération peut à peine être soupçonné. Or, Rayer a insisté sur ce fait, que des lésions, même avancées du rein, peuvent guérir, si la cause qui les a produites vient à être écartée. C'est donc pour nous un motif de plus d'agir. D'ailleurs, bien souvent la rétention complète de l'urine exige une intervention immédiate.

Le diagnostic de la lésion des reins sera donc important seulement au point de vue des précautions à prendre lorsqu'on interviendra. Quelles sont ces précautions?

1o Puisque l'alcalinité de l'urine est, à quelque point de vue que l'on se place, très-désavantageuse pour le malade, on devra toujours tremper la sonde dans l'huile phéniquée, afin de détruire les germes qu'elle peut porter avec elle, germes qui feraient subir la transformation alcaline au liquide urinaire.

2° En second lieu, si le cathétérisme présente quelques difficultés, si le rétrécissement est serré, et que l'on puisse craindre de déterminer des éraillures de l'urèthre, comme nous avons vu que, dans quelques cas rares, ces éraillures ouvrent la porte à l'intoxication urineuse, nous croyons qu'il vaut mieux alors recourir à la ponction capillaire de la vessie, avec l'aspirateur de M. Dieulafoy, ou bien avec l'instrument de M. Potain. Les avantages et l'innocuité de la ponction capillaire ont été exposés dans la thèse de M. Watelet (Paris 1871). Plus récemment, M. Fochier, chirurgien en chef désigné de la Charité de Lyon, dans un mémoire inséré dans le *Lyon médical* du 6 décembre 1874, a longuement insisté sur ses avantages et publié plusieurs observations, dans lesquelles elle a donné les meilleurs résultats. L'auteur pense qu'elle peut être très-utile, non-seulement dans les cas de rétention absolue, mais même dans les cas de rétention partielle durant depuis longtemps, lorsqu'on éprouve une certaine difficulté à passer la sonde. Nous croyons que cette méthode doit être utilisée et qu'elle est appelée à rendre des services.

Avec la ponction capillaire, nous n'avons ni transport de germes dans la vessie (l'instrument s'essuie en quelque sorte sur les tissus avant d'arriver au réservoir urinaire), ni résorption de l'urine par des surfaces mises à nu. En outre, la vessie n'est vidée que d'une façon incomplète (ce serait là, suivant nous, le principal avantage de la méthode) et, les reins s'habituant progressivement à fonctionner sous une pression moindre, il s'ensuit que la néphrite aiguë ne fait pas explosion. Il est entendu que cette méthode ne convient que lorsqu'on éprouve une certaine difficulté à pratiquer le cathétérisme. D'un autre côté, elle ne peut être que temporaire; au bout de quelques jours, on devra combattre par les moyens ordinaires, les obstacles qui s'opposent à l'expulsion de l'urine.

Lorsque le cathétérisme peut être pratiqué sans trop de difficultés, il ne faut donner issue qu'à une partie du liquide que renferme la vessie; il faut en un mot que le cathétérisme soit incomplet. Une meilleure méthode consiste à évacuer complètement l'urine, à laver la vessie avec de l'eau phéniquée, puis à laisser une certaine quantité de cette eau phéniquée dans le réservoir urinaire. Par ce moyen, on évitera la néphrite ex vacuo, et graduellement, la diminution de pression devenant pour le rein un état normal, l'inflammation aiguë de cet organe ne sera plus à craindre.

CHAPITRE V.

OBSERVATIONS.

Obs. I. (Personnelle). — Rétrécissement ancien de l'urèthre. — Albuminurie. — Pneumonie. — Phénomènes urémiques.

François L..., tailleur d'habits, âgé de 53 ans, entre à l'Hôtel-Dieu de Lyon, salle Saint-Charles, service de M. Tripier suppléé par M. Colrat, le 1er mars 1875. Il est malade depuis huit jours seulement, a eu plusieurs frissons et s'est plaint d'un point de côté à droite. Au troisième jour, expectoration rouillée. Actuellement, crachats abondants, muqueux. Pas de chaleur à la peau. Pouls lent. Température normale. Pas d'habitudes alcooliques.

La percussion et l'auscultation donnent tous les signes d'une pneumonie peu étendue de la base droite. Pas de bruits de souffle au cœur.

Le 9 mars, huit jours par conséquent après son entrée, le malade se plaint pour la première fois d'avoir de très-fréquentes envies d'uriner et d'être obligé de se lever plusieurs fois chaque nuit pour satisfaire ses besoins. En le questionnant, on apprend qu'il a eu autrefois plusieurs blennorrhagies de longue durée. Depuis huit ans le jet d'urine a commencé à diminuer de volume; depuis quatre mois environ les premiers symptômes de dysurie se sont manifestés. Actuellement le nombre des mictions est de 12 à peu près par vingt-quatre heures, et chacune d'elle s'accompagne d'un effort assez considérable, afin que l'urine puisse être chassée. Le jet d'urine est filiforme, parfois bifide ou en tire bouchon. Les bougies nº 1 sont arrêtées dans la région membraneuse. En examinant les urines, on s'aperçoit qu'elles renferment une certaine quantité *d'albumine*.

Le 12 mars. Au moment de la visite le malade a un violent frisson avec claquements de dents. La température prise immédiatement n'est que de 36°,7. On entend toujours des râles sous-crépitants à la base droite. La veilleuse nous apprend que le malade a un peu déliré pendant les deux dernières nuits. Le soir, 37°,7.

Différentes tentatives de cathétérisme sont restées sans résultat; aucun frisson ne s'est montré à la suite de ces tentatives. La température a oscillé quotidiennement entre 36°,5 et 37°,7, sans jamas s'élever au-delà. Cependant les forces du malade ont baissé progressivement, et lorsqu'il demande, le 24 mars, à être transporté chez lui, il est dans un état qui annonce une mort prochaine.

Il nous semble rationnel de faire dépendre dans ce cas la pneumonie de l'albuminurie, et de considérer comme symptomatiques d'une urémie à forme lente, les troubles cérébraux qu'a offerts ce malade. Les températures si peu élevées qui ont été notées, surtout au moment du frisson, nous paraissent venir à l'appui de cette opinion.

Obs. II. (Personnelle). — Hypertrophie de la prostate. — Néphrite interstitielle chronique devenue aiguë à la suite du cathétérisme. — Oligurie. — Urémie. — Mort. — Autopsie.

Alexandre R..., cordonnier, âgé de 62 ans, entre à l'Hôtel-Dieu de Lyon, salle Saint-Martin, service de M. Chavanne, le 13 février 1874. Voici les renseignements que nous recueillons sur lui. Il a eu à l'âge de 12 ans une attaque de rhumatisme aigu, qui ne s'est pas reproduite depuis et ne lui a laissé aucune lésion cardiaque. Il n'a pas d'habitudes alcooliques. Depuis six mois environ la toux a commencé à se manifester; elle s'accompagne d'une expectoration peu abondante. Depuis la même époque, la miction est devenue difficile; actuellement, le malade qui éprouve de fréquentes envies d'uriner, ne peut les satisfaire qu'au prix de grands efforts. Pas de blennorrhagie dans la jeunessse.

Il y a trois semaines, apparition d'un léger œdème aux malléoles; cet œdème remonte maintenant jusqu'aux genoux, et en outre on trouve un peu de bouffissure de la face. Le ventre est météorisé, il y a constipation. Au palper abdominal, on constate que la vessie est distendue et qu'elle remonte jusqu'à deux travers de doigt au dessous de l'ombilic.

A la percussion, l'élasticité des parois thoraciques est diminuée mais on ne trouve de matité nulle part. A l'auscultation, respiration un peu rude, et absence d'expansion vésiculaire dans les deux poumons. De plus, râles sibilants assez nombreux. Rien au cœur.

Par le toucher rectal on arrive sur une prostate dure, volumineuse, hypertrophiée surtout dans son lobe gauche.

Un peu *d'albumine* dans les urines.

En raison de la nécessité de pratiquer le cathétérisme, on fait passer le malade en chirurgie. Il est sondé le soir même, puis le lendemain matin; ce dernier cathétérisme n'évacue qu'une très-petite quantité d'urine. Ce jour là, à cinq heures du soir, frisson violent avec claquement de dents, ayant duré une heure. Après le frisson, l'intelligence commença à se prendre. Le malade ne pouvait plus répondre quand on l'interrogeait, il était assoupi, somnolent. La température ne s'élevait qu'à 37°,2. Dans la nuit, les phénomènes de coma se prononçaient de plus en plus; il n'y eut pas un seul instant de délire. A quatre heures du matin le malade succombait, avec une température de 35°,1.

Autopsie. — Vessie à large cavité, à parois épaisses. La muqueuse présente sur presque toute sa surface des hémorrhagies plus ou moins arborescentes. La prostate est très-volumineuse et l'hypertrophie porte principalement sur le lobe gauche. A la coupe on la trouve constituée par un tissu fibroïde dense, d'une dureté remarquable, criant sous le scalpel.

Les reins ont leurs calices très-dilatés. Hyperémie considérable de la substance parenchymateuse. Au microscope, on découvre une hyperplasie très-marquée du tissu connectif intercanaliculaire.

En certains points de la surface on aperçoit de petits abcès dont le volume varie depuis celui d'une tête d'épingle jusqu'à celui d'un noyau de cerise. Ces abcès très-nombreux renferment du pus un peu rougeâtre. La capsule du rein est adhérente par places.

Dans cette observation, nous voyons que le cathétérisme a fait naitre une néphrite aiguë, sur un rein atteint déjà depuis longtemps de néphrite interstitielle chronique, ainsi que le témoigne l'hyperplasie du tissu connectif intercanaliculaire, que nous avons signalée.

Obs. III. (Personnelle). — Rétrécissement de l'urèthre. — Néphrite parenchymateuse. — Albuminurie. — Bronchite. — Œdème pulmonaire. — Mort. — Autopsie.

Le nommé François D..., âgé de 53 ans, exerçant la profession d'égoutier, entre à l'Hôtel-Dieu de Lyon, salle Saint-Charles, service de M. Tripier, suppléé par M. Colrat, le 15 février 1875. Dans son histoire, on ne trouve aucun antécédent héréditaire ; il ne tousse pas habituellement en hiver et n'a jamais eu d'hémoptysie. Depuis quatre mois environ, toux assez forte, revenant par quintes, mais s'accompagnant d'une expectoration très-peu abondante. L'état général est resté bon : il n'y a ni amaigrissement, ni perte des forces. Depuis huit jours, la toux est devenue beaucoup plus pénible, et en même temps est survenue de la dyspnée, qui oblige le malade à rester assis dans son lit. Quelques frissons il y a huit jours, mais pas de fièvre au moment où nous l'examinons. Il n'y a pas eu de crachats rouillés. Actuellement, l'expectoration est épaisse, purulente. Les jambes sont enflées depuis trois jours. Refroidissement des extrémités, cyanose de la face. Le pouls est petit, filiforme, un peu irrégulier.

A la percussion, sonorité normale de la poitrine.

A l'auscultation, râles muqueux et ronflants dans les deux tiers supérieurs du poumon ; à la base on trouve de très-nombreux râles muqueux fins.

Pas d'épanchements pleuraux.

Rien au cœur.

L'urine contient une *grande quantité d'albumine*.

La dyspnée et la cyanose allèrent en augmentant et le malade mourut le surlendemain de son entrée.

Autopsie. — A l'ouverture de l'abdomen on est frappé de la dilatation des uretères, et cette dilatation fait immédiatement supposer qu'il doit exister un rétrécissement de l'urèthre, bien que le malade ne nous ait pas dit qu'il éprouvât de la difficulté à uriner. En incisant l'urèthre, nous arrivons en effet sur un rétrécissement très-serré qui siége au niveau de la région membraneuse. Ce rétrécissement se laisserait difficilement frauchir par une bougie n° 1 ; il a 2 millimètres de longueur. En enlevant les reins, on constate que la capsule est épaissie et très-adhérente.

Le rein gauche n'a plus que le volume d'un œuf de poule ; sa surface est mamelonnée et offre de véritables bourgeons. A la coupe on voit que la substance corticale a disparu et que la substance médullaire est graisseuse et très-altérée.

Le rein droit, un peu plus petit seulement qu'à l'état normal, offre de même une surface granuleuse (rein granuleux), une atrophie de la substance corticale, une dégénérescence graisseuse de la substance médullaire et une dilatation des calices. Les parois de la vessie ont acquis une épaisseur considérable.

Les deux poumons présentent un œdème très-manifeste des deux bases: Hypertrophie très-marquée du ventricule gauche.

Dans cette observation, l'origine de la lésion rénale n'a été découverte qu'à l'autopsie, car le malade ne nous avait point parlé de son rétrécissement. Or cette lésion rénale, qui a poursuivi son cours, sans être troublée par une tentative sur l'urèthre, a amené la mort en déterminant des accidents (œdème pulmonaire), tout à fait analogues à ceux que l'on observe dans le mal de Bright véritable. Bien évidemment la lésion rénale a été provoquée par le rétrécissement : la dilatation des uretères est là pour l'attester. Si une uréthrotomie interne avait été pratiquée sur ce malade, 2 ou 3 mois avant son entrée à l'hôpital, nous ne doutons point qu'une néphrite aiguë n'eût immédiatement éclaté avec une grande violence, et amené la mort avec les symptômes de la fièvre dite uréthrale.

Obs. IV. (Personnelle). — Fracture ancienne des deux pubis. — Déchirure de l'urèthre. — Néphrite. — Urémie à forme dyspnéique. — Autopsie.

Le nommé Antoine Humbert, vigneron, âgé de 31 ans, entre à l'Hôtel Dieu de Lyon, le 12 septembre 1873, salle Saint-Sacerdos, service de M. Ollier.

Ce malade n'a jamais eu de blennorrhagie. Il y a quatre ans, il a été pris par une batteuse de blé, qui, le saisissant par le côté droit du bassin, le pressa fortement contre un mur, en le faisant tourner sur lui-même. Le malade put se hisser par dessus la machine et faire encore cinq ou six pas. Dix minutes après, hémorrhagie abondante par le canal.

Le malade s'alita. Pendant quinze jours, rétention d'urine qu'il fallut combattre par le cathétérisme. Il n'y eut jamais de fièvre après l'introduction de la sonde dans la vessie.

Il resta un mois au lit, accusant des douleurs dans le bas ventre. Cependant il n'était pas condamné à l'immobilité; il pouvait faire quelques mouvements dans son lit, et même se lever pour un instant.

Au bout de quinze jours, la miction redevint normale. Au soixantième jour, le malade reprenait son travail, et faisait ses vendanges, s'estimant guéri.

Vers la fin du troisième mois, quelques troubles se manifestèrent de nouveau du côté de la miction ; le malade urinait souvent et peu à la fois. Ces troubles, depuis lors, sont allés en augmentant ; cependant le malade n'a été obligé d'interrompre son travail que depuis une dizaine de jours.

Actuellement : ni la mensuration, ni le toucher rectal ne révèlent une fracture du bassin. Toutefois, en promenant le doigt sur le rebord de l'arcade pubienne, on reconnaît une saillie, plus marquée à droite, que l'on considère comme un cal.

Vessie distendue. Miction par regorgement. *Urines très-albumineuses*. Les plus petites sondes sont arrêtées profondément dans la région membraneuse.

Le 23 septembre. Le malade a eu, ces derniers jours, deux frissons assez violents, bien qu'il n'ait été pratiqué aucune tentative sur l'urèthre.

Le 24. L'uréthrotomie externe devait être faite le matin même, mais on apprend que pendant la nuit, le malade a eu trois selles diarrhéiques et une syncope. En arrivant près de son lit, on le trouve avec une respiration lente et pénible. Chaque inspiration est profonde. Le type de la respiration rappelle celui de l'agonie. Somnolence légère. Pouls 90. Temp. rect. 34°,1. Le malade urine toujours un peu. A dix heures, temp. rect. 33°,8. Axillaire 33°,8.

Le soir, à cinq heures, temp. rect. 33°,2. Pouls 85. Respiration 10. A dix heures, temp. rect. 33°,5.

Le 25. Le malade est toujours dans la somnolence. Il peut encore répondre aux questions, mais avec la plus grande peine. La respiration a de plus en plus le type agonique. Refroidissement des extrémités, cyanose de la face. Température rectale, 32°,3. Mort à une heure.

Autopsie. Vingt-quatre heures après la mort.

Le cœur présente un certain degré d'hypertrophie du ventricule gauche, mais les orifices sont parfaitement sains.

Dans le cerveau, pas d'œdème, mais congestion hémorrhagique peu intense sur les circonvolutions. A la coupe, la surface apparaît d'un beau rose vif.

Les poumons offrent un œdème intense et une très-forte congestion, surtout aux deux bases.

Les reins sont le siégé de lésions très-intéressantes et très-avancées. Ils sont considérablement atrophiés, non-seulement dans la partie corticale qui a presque complètement disparu, mais aussi dans la substance médullaire, qui offre à la coupe un aspect blanc jaunâtre. En certains points on découvre de petits foyers qui, lorsqu'on les ouvre, laissent sortir une matière caséeuse, blanc grisâtre, assez épaisse. A côté de points complètement détruits, on en trouve d'autres où le processus est moins avancé, et où la substance parenchymateuse est encore à la période d'hyperémie. Les calices, les uretères, les bassinets, sont énormément distendus.

La mort, chez ce malade, est bien le fait de l'urémie ainsi que le témoignent les températures extraordinairement basses qui ont été notées, Il est certain que les lésions rénales ont été déterminées par la résistance qui s'opposait à l'expulsion de l'urine; la dilatation de toutes les voies d'excrétion de l'urine le prouve surabondamment. Nous n'hésitons pas à dire que toute opération pour rétablir brusquement le cours de l'urine eût été extrêmement dangereuse dans le cas actuel. L'opération eût-elle même été faite à une époque bien antérieure à celle de l'entrée du malade à l'hôpital, un an par exemple, nous sommes convaincu qu'une néphrite aiguë se serait immédiatement développée, et aurait déterminé l'ensemble des symptômes que trop souvent on attribue à l'intoxication urineuse.

CONCLUSIONS GÉNÉRALES

1° Tout obstacle au cours de l'urine amène, après un temps variable, des altérations du côté des reins ;

2° L'alcalinité de l'urine peut à elle seule, mais rarement, développer la néphrite. Unie à la cause précédente, elle imprime à la maladie une marche plus rapide.

3° Le cathétérisme peut rendre alcaline une urine jusque-là acide. Il peut aussi déterminer des éraillures de l'urèthre, par lesquelles la résorption de l'urine aura lieu et provoquera (mais ces cas sont l'excption) l'explosion des accidents dits d'intoxication urineuse.

4° Lorsqu'il s'agit de malades urinant mal depuis longtemps, le cathétérisme amenant subitement une diminution considérable de la pression, sous laquelle le rein était habitué à fonctionner, il y a fréquemment congestion, puis inflammation aiguë de l'organe.

5° C'est la néphrite aiguë, greffée sur une néphrite chronique, qui est presque toujours l'origine des accidents, décrits par beaucoup d'auteurs, sous le nom de fièvre uréthro-vésicale.

RÈGLES PRATIQUES

1° Imprégner la sonde d'huile phéniquée de façon à détruire les germes qu'elle peut porter avec elle, et à empêcher ainsi l'alcalinisation de l'urine.

2° Pour prévenir la néphrite ex vacuo, sonder le malade, puis faire un lavage de la vessie à l'eau phéniquée, et laisser dans le réservoir urinaire une certaine quantité de ce liquide. On évitera ainsi le brusque changement de pression.

3° Si le cathétérisme est difficile, lui substituer, pendant quelque temps, la ponction capillaire de la vessie, avec laquelle on n'a à redouter, ni le transport des germes dans la cavité vésicale, ni le contact de l'urine avec les tissus, ni par conséquent l'intoxication urineuse. En outre cette ponction capillaire laisse toujours une certaine quantité d'urine dans la vessie ; donc pas de variation brusque de pression et, par suite, pas de néphrite aiguë consécutive.

4° Les obstacles au cours de l'urine ne seront combattus que lorsque le rein se sera graduellement accoutumé à fonctionner sous une pression diminuée.

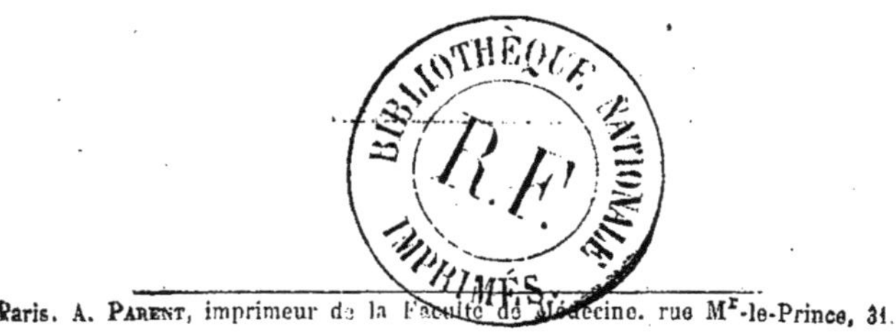

Paris. A. Parent, imprimeur de la Faculté de Médecine. rue M^r-le-Prince, 31.

www.ingramcontent.com/pod-product-compliance
Ingram Content Group UK Ltd.
Pitfield, Milton Keynes, MK11 3LW, UK
UKHW020407220726
13923UKWH00004B/1802

9 782019 654481